Hovedbundsakupunktur
KLINISK BEHANDLING
针炎临床治疗

Sumiko Knudsen
Ph. D
Practitioner. DK

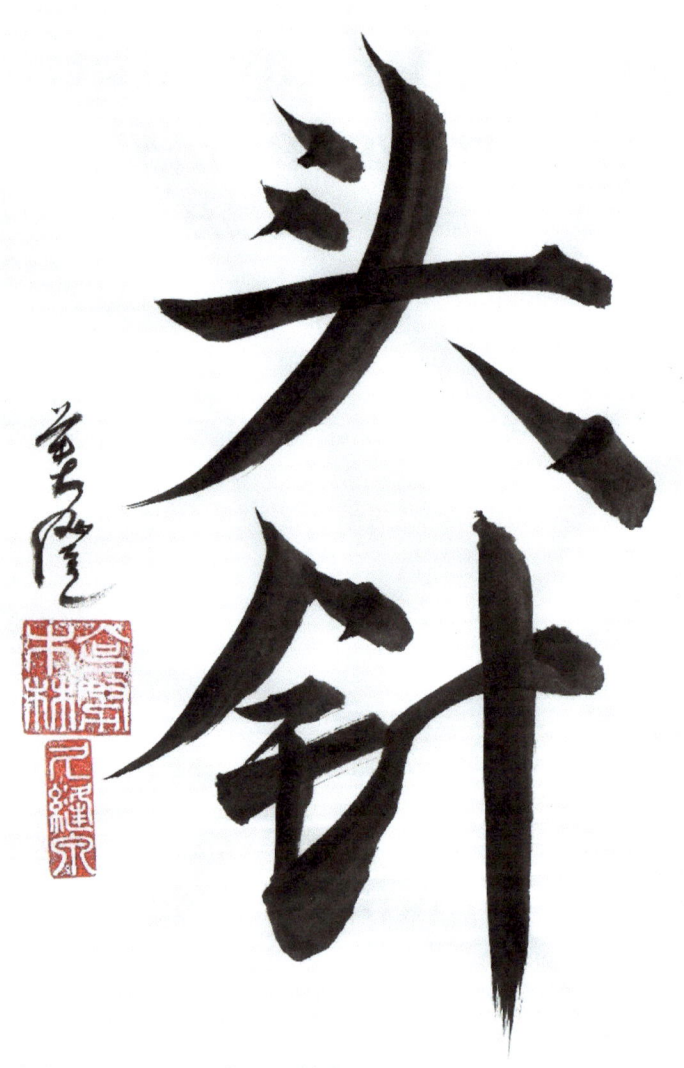

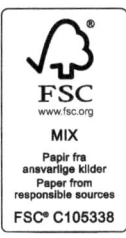
© 2021 Knudsen, Sumiko
Forlag: BoD – Books on Demand, Hellerup, Danmark
Tryk: BoD – Books on Demand, Norderstedt, Tyskland

ISBN: 9788743033738

INDHOLD

INDLEDNING

Hovedbundsakupunktur er en terapi, hvor indsættelse af nåle i bestemte områder i hovedbunden bruges til at forebygge eller behandle sygdomme.

Hovedet er tæt forbundet med meridianerne og Zang-Fu organerne.
De seks Yang meridianer i hånd og fod går gennem hovedet og ansigtet. Hovedet er samlingsområdet for hele Yang.

Alle meridianer samles i rygmarven og slutter ved hjernen. Meridian-systemet kan bruges til at behandle hundreder af sygdomme og justere kroppens mangel.

Hovedbundsakupunktur blev opfundet og udviklet gennem klinisk praksis ved at kombinere TCM og moderne medicin. De stimulerende områder i hovedet bestemmes hovedsageligt at placeringen af hjernebarkens funktionelle funktion.

Hovedbundsakupunktur giver ofte bemærkelsesværdige resultater ved at indsætte nogle få nåle.

Hovedbundakupunktur virker ved at stimulere hjernecellerne, der er relateret til de nedsatte funktioner. Hovedbundsakupunkturens mekanisme er at "vække" hjernecellerne og tilskynde til, at hjerneceller fungerer korrekt at udføre den mistede funktion og at fremme hjernesystemet.

Hovedbundsakupunkturområder bruges ofte til rehabilitering af lammelse på grund af slagtilfælde, multipel sklerose og Parkinsons sygdom osv.

Hovedbundakupunktur er sikker og effektiv.

Sumiko Knudsen 克努森澄子

Brodmann områder

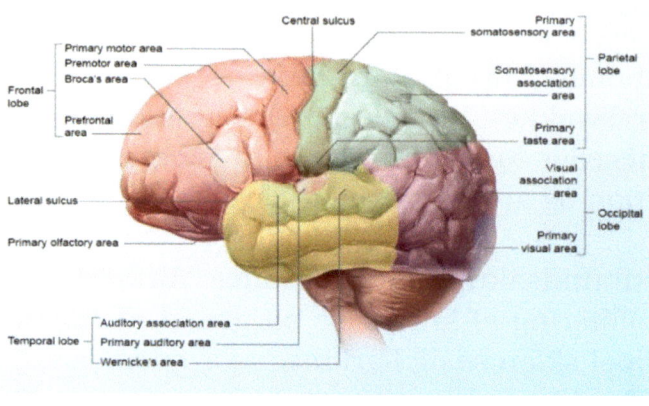

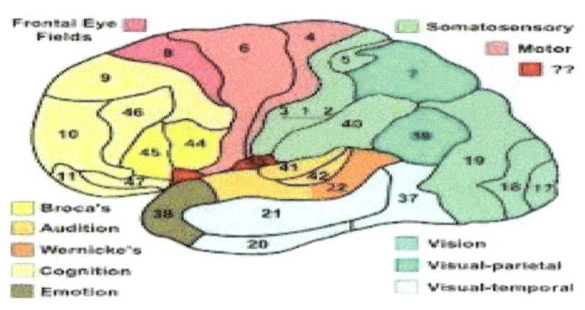

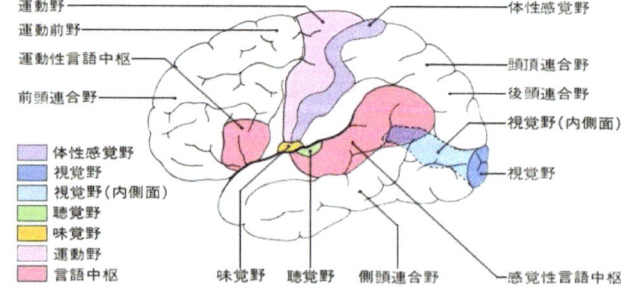

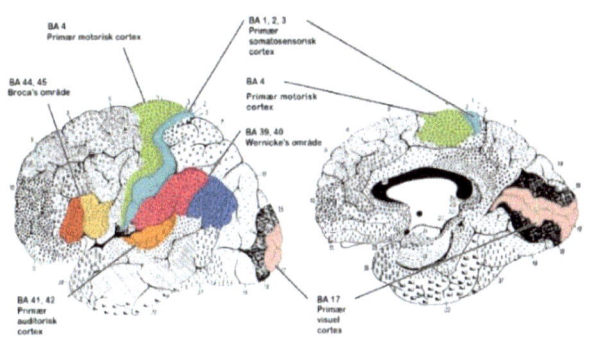

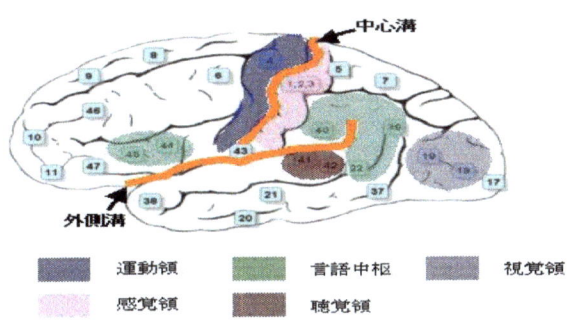

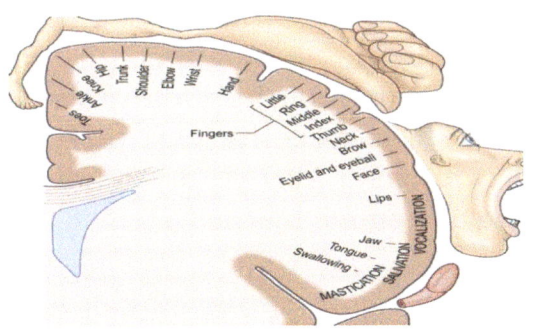

Kapitel 1. Hovedbundakupunktur Terapi

Hovedbundsakupunktur er Neuro Akupunktur, og behandlingen er baseret på traditionel kinesisk akupunktur og neurologi.

Kliniske indikationer for behandling ved hovedbundsakupunktur er afasi, lammelse, Parkinsons sygdom, multipel sklerose, traumatisk hjerneskade, motorneuronsygdomme, Fantomlem syndrom, Meniere's syndrom, posttraumatisk stresslidelse, Chorea, Alzheimers sygdom osv.

Via det centrale nervesystem og det endokrine system er hjernens strukturelle, metaboliske, hormonelle og energiske funktioner tilgængelige på bestemte områder af hovedbundens overflade.

Hoved Akupunktur virker ved at stimulere hjernecellerne, der er relateret til de nedsatte funktioner. Hovedbundsakupunkturs mekanisme er at "vække" hjernecellerne og tilskynde til, at hjerneceller fungerer korrekt at udføre den mistede funktion og at fremme hjernesystemet.

Hovedet er tæt beslægtet med meridianerne og Zang-Fu-organerne.

De seks Yang meridianer i hånd og fod går gennem hovedet og ansigtet. Hovedet er samlingsområdet for hele Yang.

Alle meridianer samles i rygmarven og slutter ved hjernen. Meridian-systemet kan bruges til at behandle hundreder af sygdomme og justere kroppens mangel.

Hovedbundsakupunktur blev opfundet og udviklet gennem klinisk praksis ved at kombinere TCM og moderne medicin. De stimulerende områder i hoved er defineret ved placeringen af hjernebarkens funktionelle område.

I. Opdeling af stimuleringsområder og funktion

1. Standardlinjer 标定 线

Der er to standardlinjer, der bruges til at opdele de stimulerende områder.

1) Den antero-posteriore midtlinie 前后正中线:

Midterlinjen, der forbinder midtpunktet mellem de to øjenbryn med den nederste kant af spidsen af den ydre occipitale tuberøsitet over toppunktet.

2) Øjenbryn-occiput linje 眉枕线:

Linjen, der forbinder midtpunktet af øjenbrynets overlegne kant med spidsen af den ydre occipitale tuberøsitet vandret langs den laterale side af hovedet.

Fig. 1 viser følgende.

1) Anterio-posterior midterlinje 前后正中线
2) Midtpunkt for overkanten af øjenbryn 眉 上 缘中点
3) Midtpunkt mellem øjenbryn 眉间
4) Øjenbryn occiput-linje 眉枕线
5) Ekstern occipital tuberøsitet 枕 外粗隆

1.1 Hovedbundsakupunktur Diagram

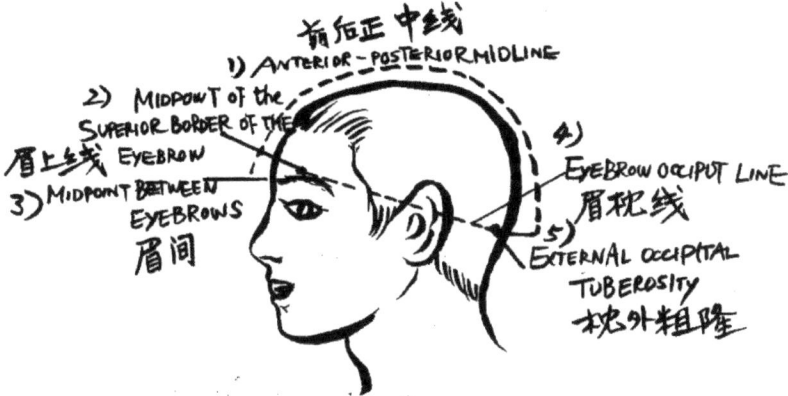

Fig. 1 Standardlinjer 标定线

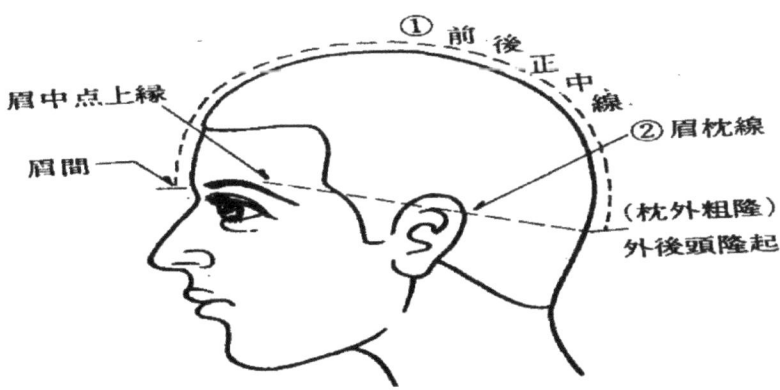

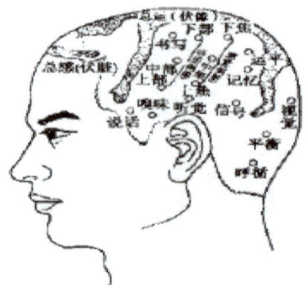

Fig.2 Brodmann områder

2. Nervesystem

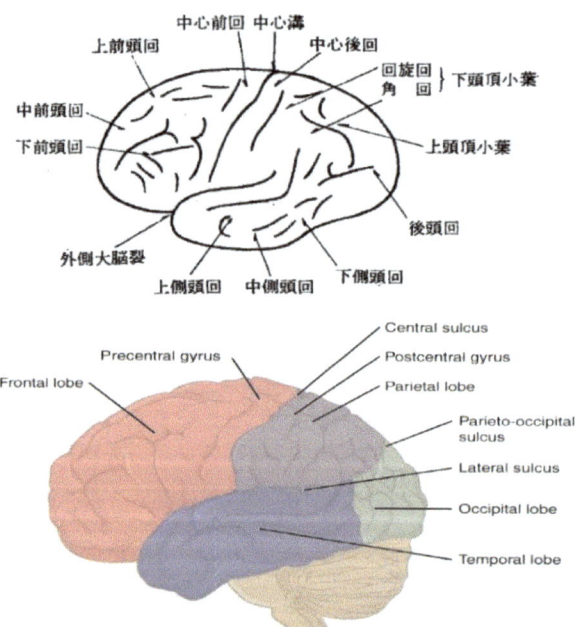

Fig. 3 Ydre side

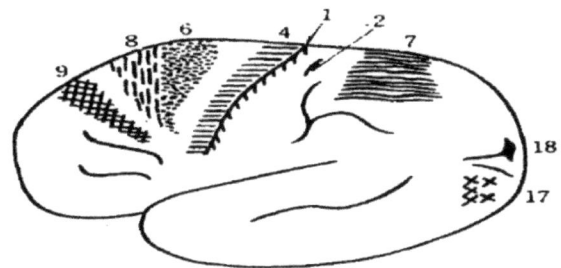

Fig. 4 Brodmann områder

Somatosensorisk kognition

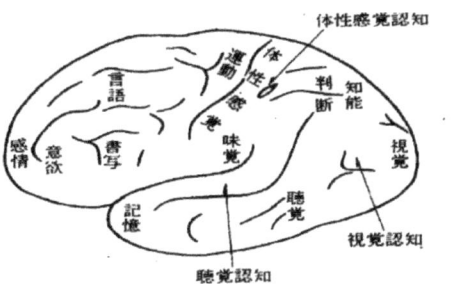

Visuel kognition

Auditiv kognition

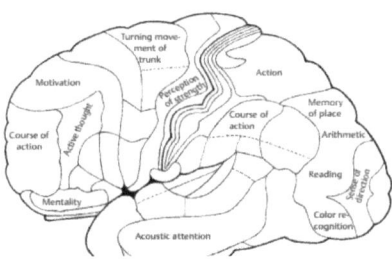

Fig. 5 Lokalisering af hjernebarkfunktion

Brodmann områder er en morfologisk opdeling af hjernebarken.

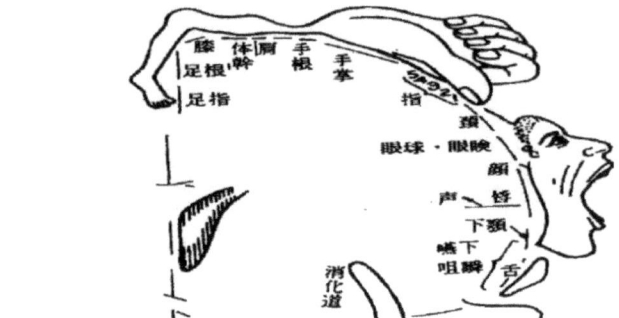

Fig. 6 Brodmann områder

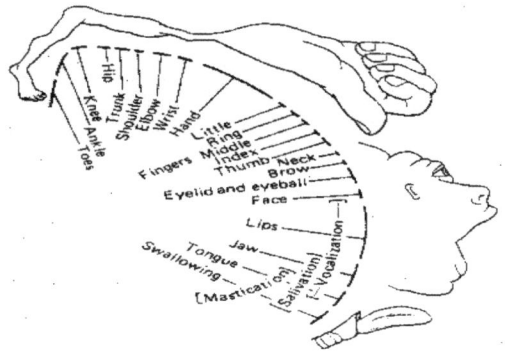

3. Lateral side af stimulerende område 侧面刺激区

- Motorisk område 运动 区
- Sensoriske område 感觉 区
- Chorea og tremor område 舞蹈 震颤 控制 区

- Vaskulær udvidelse og indsnævringsareal
- 血管 扩张 和 收缩 区
- Vertigo og auditorisk område 晕 听 区
- Det andet taleområde 言语 二 区
- Det tredje taleområde 言语 三 区
- Balance område 运用 区

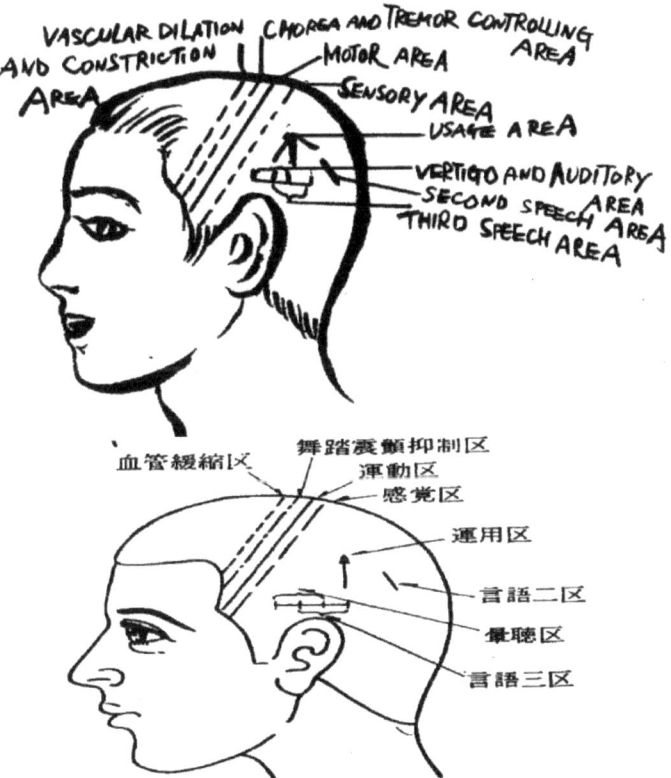

Fig. 2 Lateral side af stimulerende område 侧面刺激区

(1) Motorisk område 运动区

Fig. 2-1 Placering af Motorområdeet 运动区定位

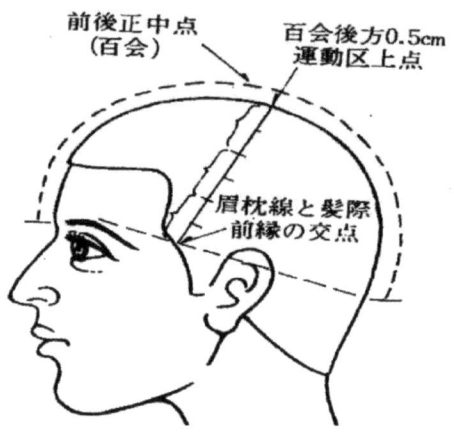

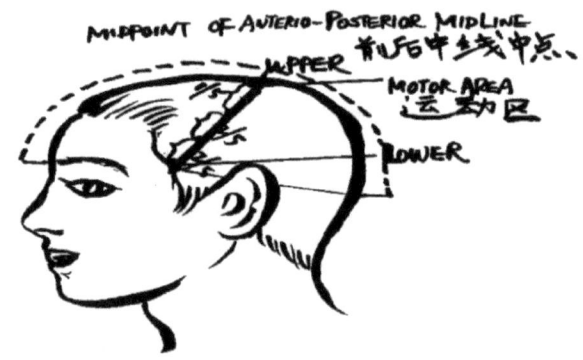

- Placering

  0,5 cm bagved midtpunktet af anteroposterior midterlinje som det øverste punkt, og skæringspunktet mellem øjenbryn-occiputlinjen og den forreste kant af tindingen, er forbindelseslinjen mellem disse to punkter motorområdet.

- Indikationer
  Motorforstyrrelse.

  1) Øvre 1/5: Til behandling af lammelse i underekstremitet.
  2) Mellem 2/5: Til behandling af lammelse i overekstremitet.
  3) Nedre 2/5: Til behandling af ansigtslammelse, motorisk afasi, hyper spytsekretion forstyrrelse i udtalen.

(2) Sensorisk område 感觉区

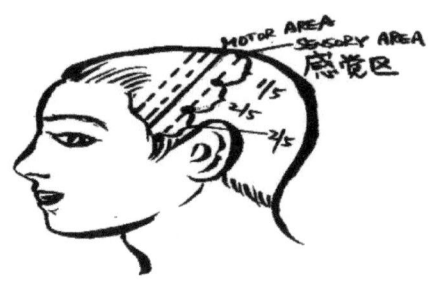

Fig. 2-2 Lateral side af det sensoriske område

- Placering
  Den parallelle linje. 1,5 cm bag motorområdet.

- Indikationer
  Sensorisk forstyrrelse.
  1) Øvre 1/5: Til behandling af smerter i underekstremiteter, følelsesløshed og unormal fornemmelse af den kontralaterale side i ryggen og benet, occipital hovedpine, smerter i nakke og tinnitus.

  2) Mellem 2/5: Til behandling af smerter i overekstremiteter, følelsesløshed og unormal fornemmelse af den kontralaterale arm.
  3) Nedre 2/5: Til behandling af følelsesløshed og smerter på den kontralaterale side i hoved og ansigt.

(3) Chorea og tremorregulerende område 舞蹈震颤控制区

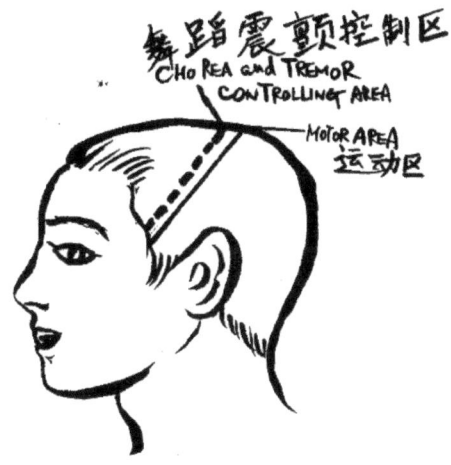

Fig. 2-3 Chorea og tremorregulerende område 震颤震颤控制 区

- Placering
  Parallel linje. 1,5 cm til motorområdet.

- Indikationer
  Til behandling af Chorea, Parkinsons sygdom.

(4) Vaskulær dilatations- og indsnævringsområde

血管扩张和收缩区

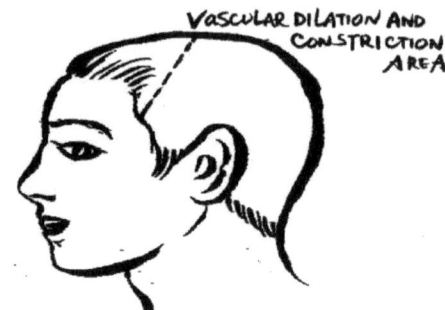

Fig. 2-4 Vaskulær dilatation og indsnævringsareal 血管扩张和收缩区

- Placering
  Parallel linje. 1,5 cm til forsiden af chorea og rystende kontrolområde.

- Indikationer
  Hypertension og kortikal ødem.
  1) Øvre 1/2: Til behandling af kutan ødem i overekstremiteter.
  2) Nedre 1/2: Til behandling af kutant ødem i underekstremiteter.

Ødem kan ses hos patienter med følelsesløshed og lammede ekstremiteter. Denne type ødem er hepatobiliær underernæring på grund af overfølsomhed.

(5) Vertigo og auditive område 晕听区

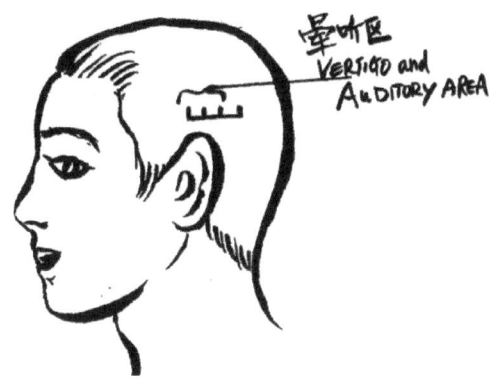

Fig. 2-5 Vertigo auditive område 晕听区

- Placering
  1,5 cm direkte over spidsen af den øre spidsen som midtpunktet på 4 cm vandret i længden.

- Indikationer
  Til behandling af tinnitus, høretab, auditiv svimmelhed, svimmelhed, Meniere's syndrom.

(6) Det andet taleområde 言语二区

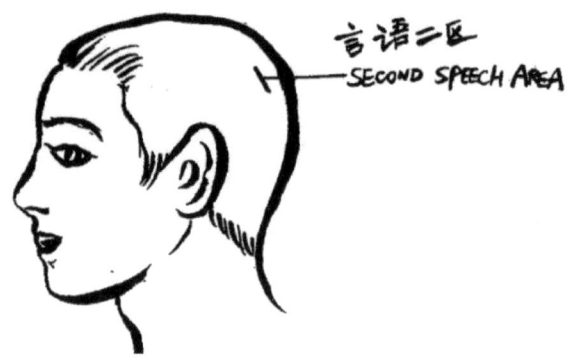

Fig. 2-6 Det andet taleområde 言语二区

- Placering
  Dette område er en 3 cm lige linje, der starter fra et punkt 2 cm posterior og inferior til parietal tuberkel, parallelt med den antero-posterior midtlinie.

- Indikationer
  Afasi.

(7) Det tredje taleområde 言语三区

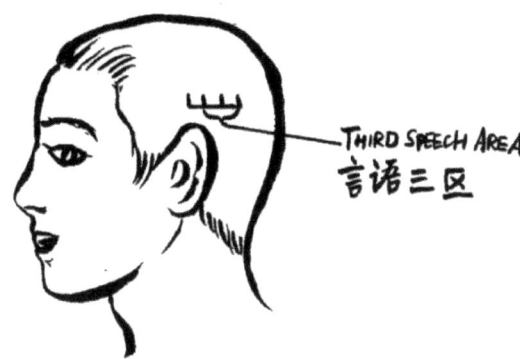

Fig. 2-7 Det tredje taleområde 言语三区

- Placering
  Forlænge linjen bagud fra svimmelhedens og auditive areal, 4 cm i længden.

- Indikationer
  Sensorisk afasi.

(8) Brug område 运用区

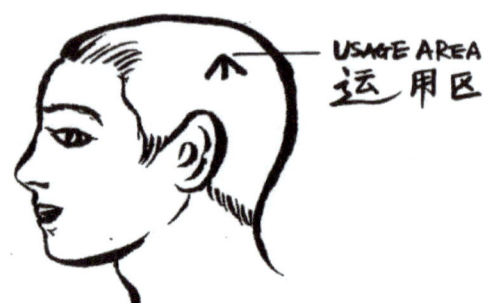

Fig. 2-8 Brug område 运用区

- Placering
Tag den parietale forhøjning som udgangspunkt, træk en lodret linje fra punktet, og træk samtidig de to andre linjer fra punktet separat fremad og bagud, i 40 graders vinkel med den lodrette linje, hver af de tre linjer er 3 cm lang.

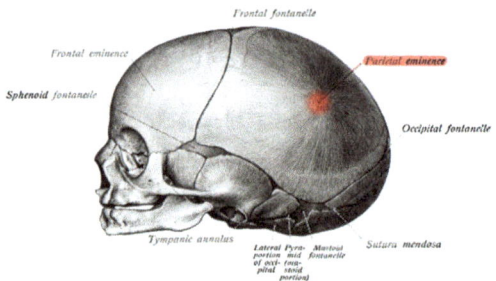

- Indikationer
Apraxia (manglende evne til at udføre bestemte handlinger).

4. Stimuleringsområder på bagsiden af hovedet 后面刺激区

- Fodmotorisk-sensorisk område 足运感区
- Andet taleområde
- Optisk område 视区
- Balanceområde 平衡区

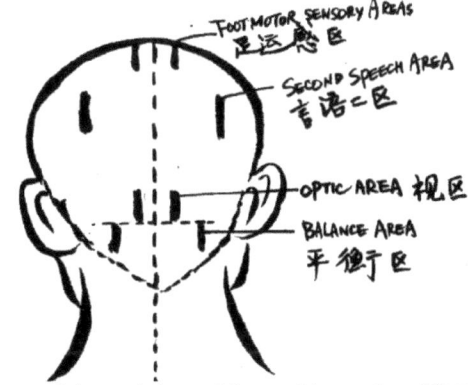

Fig. 4 Stimuleringsområder på bagsiden af hovedet 后面刺激区

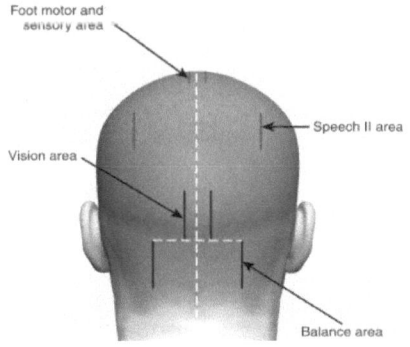

(1) Fodmotorisk-sensorisk område 足运感区

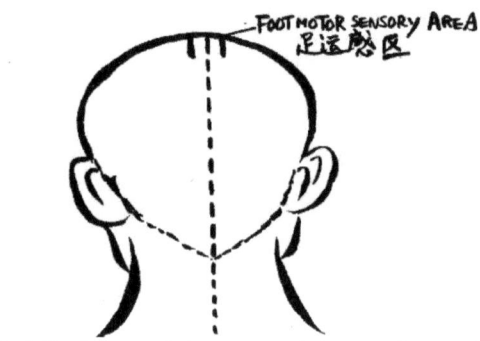

Fig. 4-1 Fodmotorisk-sensorisk område 足运感区

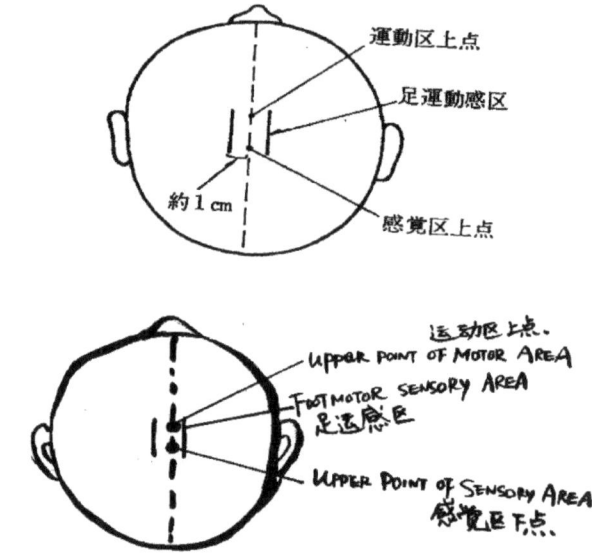

Fig.4-1A Set fra toppen af hovedet

- Placering
  To parallelle linjer 1 cm ved siden af den anterio-posterior midtlinie, 3 cm i længden, fra et punkt 1 cm foran den øvre ende af motorisk område til et punkt 1 cm bagved af den øvre ende af det sensoriske område.

- Indikationer
  1)   Hovedbehandling: smerter   i underekstremitet, følelsesløshed, lammelse.

  2) Sekundær behandling: Akut lumbal forstuvning, cerebro-kortikal polyuri, nokturi, prolaps i livmoderen

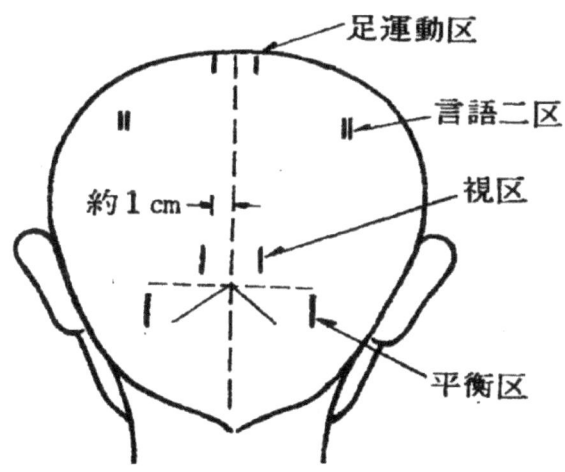

(2) Det optiske område 视区

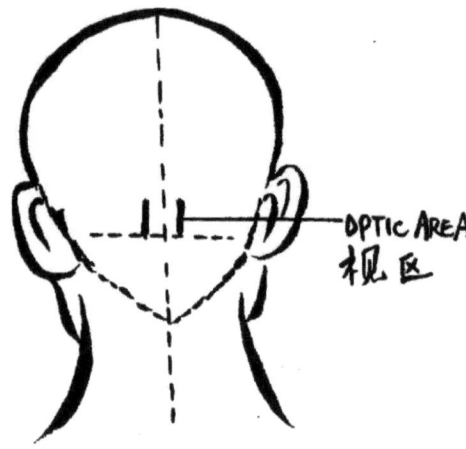

Fig. 4-2 Det optiske område 视区

- Placering
  To 4 cm parallelle linjer til den antero-posterior midterlinje, 1 cm ved siden af det ydre occipitale protuberans.

- Indikationer
  Synsforstyrrelse fra hjernebarken.

(3) Balanceområdet 平衡区

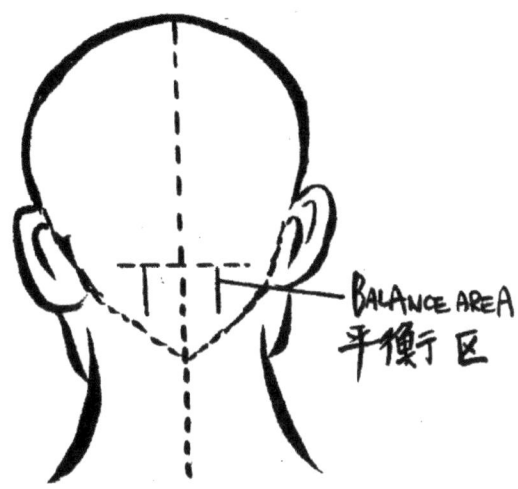

Fig. 4-3 Balanceområdet 平衡区

- Placering
  4 cm lige linje nedad, parallelt med den antero-posterior midterlinje, 3,5 cm jævnt ved siden af det ydre occipitale protuberans.

- Indikationer
  Ligevægtsforstyrrelse forårsaget af lillehjerne sygdom.

5. Stimuleringsområder på hovedets forreste side

• Brysthuleområde 胸腔区
• Maveområde 胃区
• Reproduktivt område 生殖区
• Tarmområdet 肠区
• Lever og galdeblæreområdet 肝胆区

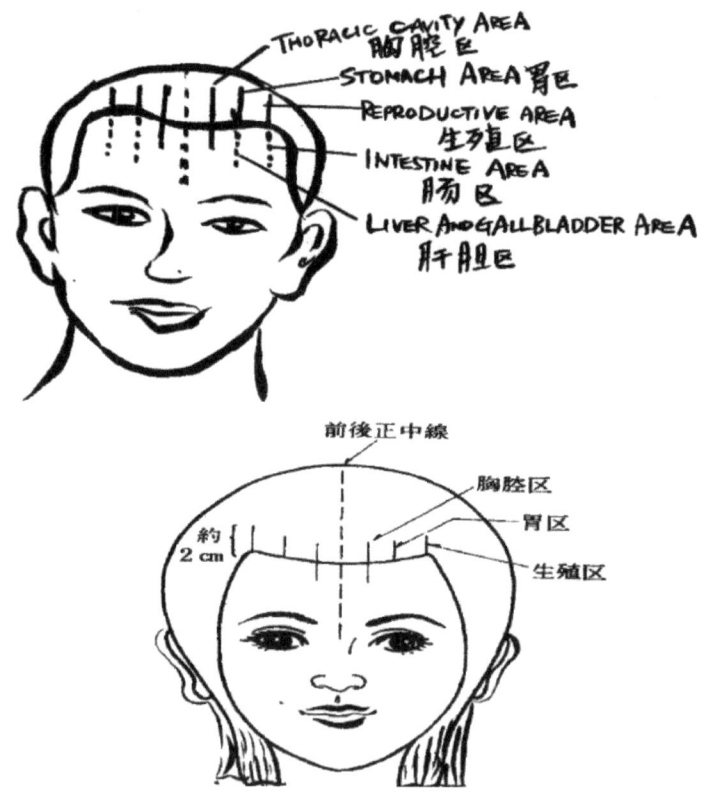

1) Maveområde 胃区

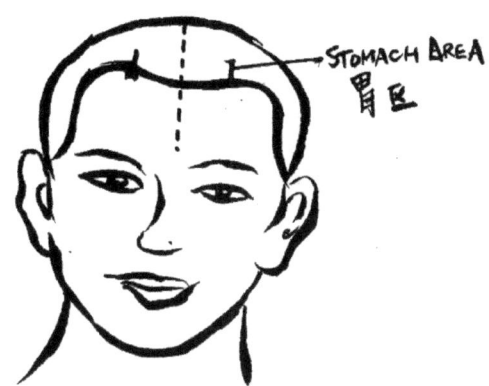

Fig. 5-1 Maveområde 胃区

- Placering
  To parallelle lodrette linjer med en længde på 2 cm lige over midten af pupillerne fra den forreste hårgrænse.

- Indikationer
  Mavesmerter og epigastriske smerter.

(2) Lever og galdeblæreområde 肝胆区

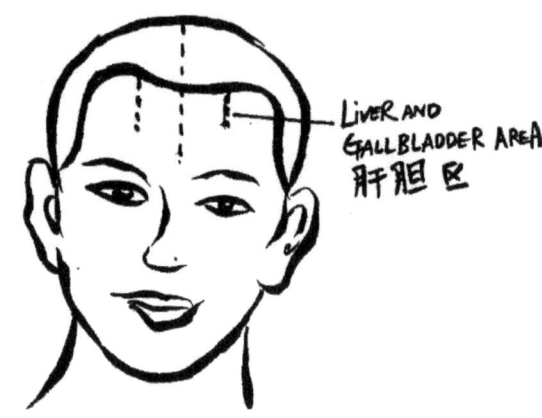

Fig. 5-2 Lever og galdeblæreområde 肝胆区

- Placering
  Forlænger maveområdet nedad i 2 cm.

- Indikationer
  Øvre mavesmerter på grund af lever og galdeblæreforstyrrelse.

(3) Brysthuleområde 胸腔区

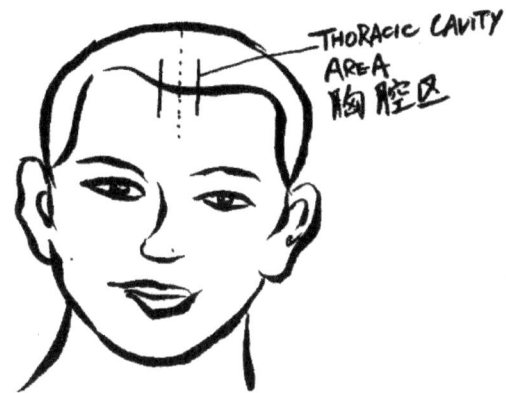

Fig. 5-3 Brysthuleområde 胸腔区

- Placering
  To 4 cm parallelle linje mellem median linje og maveområdet, med 2 cm over og 2 cm under den forreste hårgrænse.

- Indikationer
  Brystsmerter, hjertebanken, angina pectoris, astma, bronkitis, ødem, hikke.

(4) Reproduktivt område 生殖区

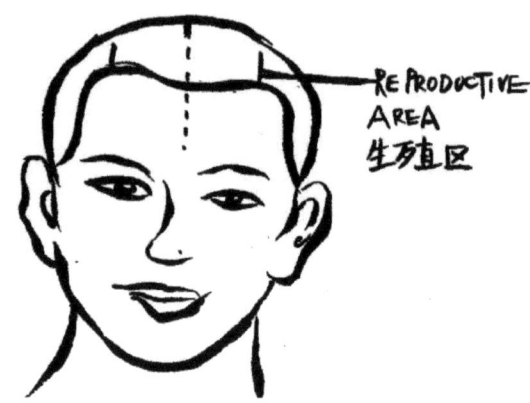

Fig. 5-4 Reproduktivt område 生殖区

- Placering
  2 cm lodrette linjer, parallelt med det forreste hjørne opad.

- Indikationer
  Dysfunktionel livmoderblødning, leukorragi, polyuri på grund af diabetes mellitus.

(5) Tarm område 肠区

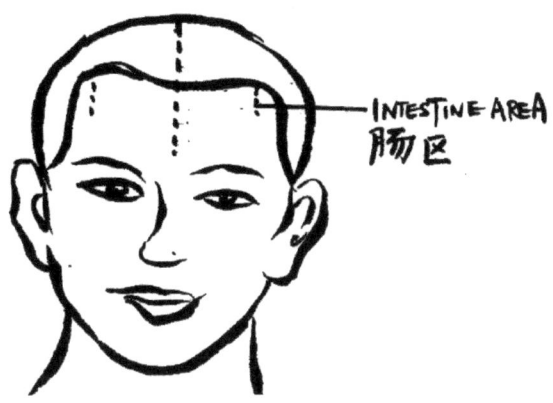

Fig. 5-5 Tarm område 肠区

- Placering
  I forlængelse af det reproduktive område på begge sider nedad i 2 cm.

- Indikationer
  Smerter i underlivet.

II. Standard nomenclature of Chinese Scalp Acupuncture line 标准术语

1. Forehead Region

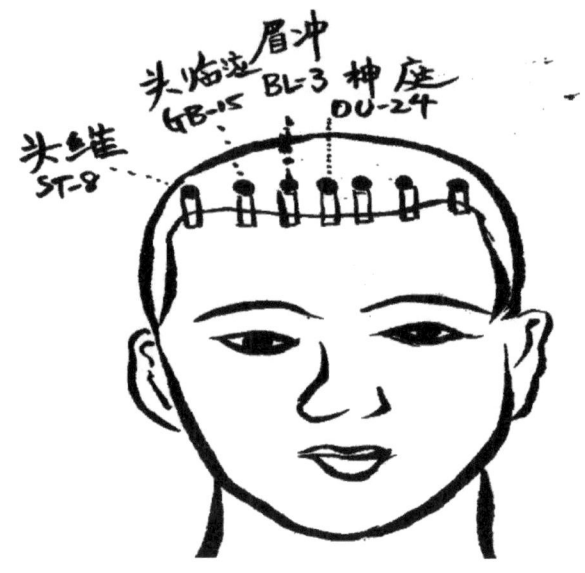

(1) Midterlinje af pande (MS-1)

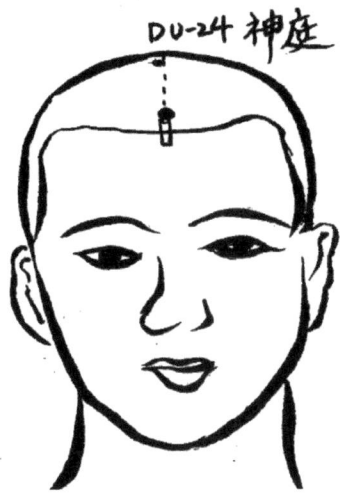

- Placering
  I midten af frontområdet, 1 cun lang fra DU-24 (Shenting 神庭), (0,5 cun over hårlinjen) lige ned langs DU meridian.

- Indikationer
  Psykiske lidelser, epilepsi, sygdomme i hoved, næse, tunge, hals.

(2) Linje 1 lateral til pande (MS-2)

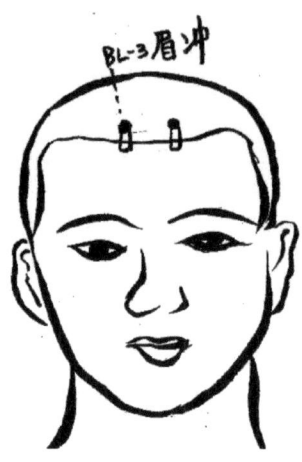

- Placering
  1 cun lang fra BL-3 (Meichong 眉冲) (0,5 cun over hårgrænsen) lige ned langs BL-meridianen.

- Indikationer
  Forstyrrelser er placeret øverste jiao. Lunge, bronchus, hjerte, angina, pectoris, allergisk astma, søvnløshed.

(3) Linje 2 lateralt til panden (MS-3)

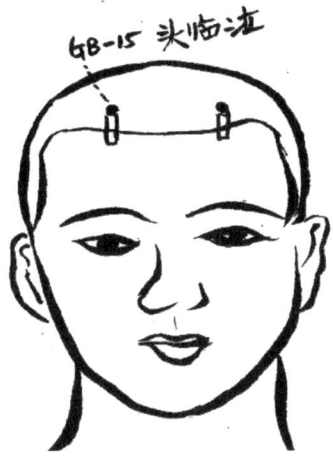

- Placering
  1 cun lang fra GB-15 (Toulinqi 头临泣) lige ned ad GB meridian.

- Indikationer
  Forstyrrelse er placeret i midten jiao. Mave, lever, galdeblære. Gastritis, mavesår, duodenalsår.

(4) Linje 3 lateralt til panden (MS-4)

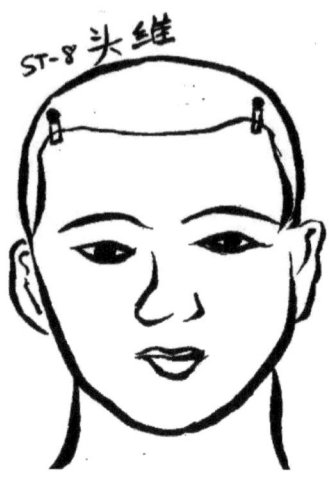

- Placering
  1 cun lang fra punktet 0,75 cun medial til ST-8 (touwei 头维) lige ned.

- Indikationer
  Forstyrrelse er placeret lavere jiao. Nyre, urinblære, genetisk system. Dysfunktionel livmoderblødning, impotens, sædemission, livmoderprolaps, hyppig vandladning, presserende vandladning.

2. Hvirvelregion

(5) Midterlinie af issen (MS-5)

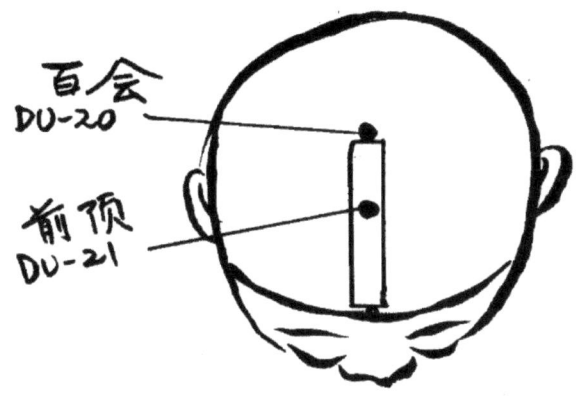

- Placering
  Fra DU-20 (Baihui 百会) til DU-21 (Qianding 前
  顶) (1,5 cun) langs DU meridian, "Governor
  vessel).

- Indikationer
  Lændesmerter, smerter i benene, lammelse i
  underekstremitet, følelsesløshed og smerte,
  prolaps af endetarmen, kortikal polyuri, natlig
  enuresis.

(6) Forreste skrå linje i isse-tinding (MS-6)

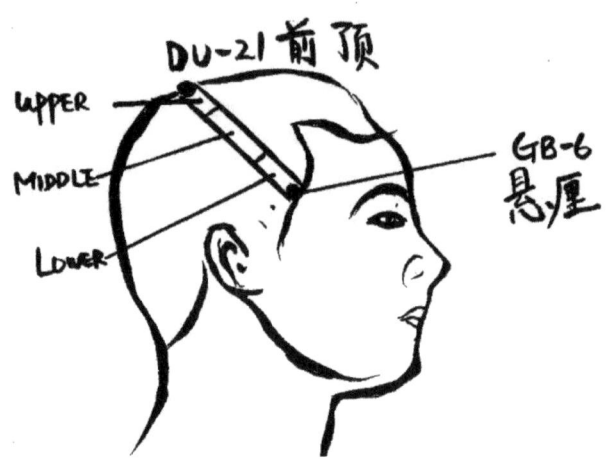

- Placering
  Fra DU-21 (Qianding 前顶) skråt til GB-6
  (Xuanli 悬厘), der passerer over DU meridian,
  (Governor vessel).

- Indikationer
  Når linjen er delt ligeligt i fem dele:

  Den øverste 1/5:
  lammelse i underekstremiteter, artralgi.

  Den midterste 2/5:

lammelse i overekstremiteter.

Den nederste 2/5:
lidelse i hoved og ansigt, lammelse i ansigtet, afæmi, spytsekretion, afasi, cerebral arteriosklerose.

(7) Bageste skrålinje I isse-tinding (MS-7)

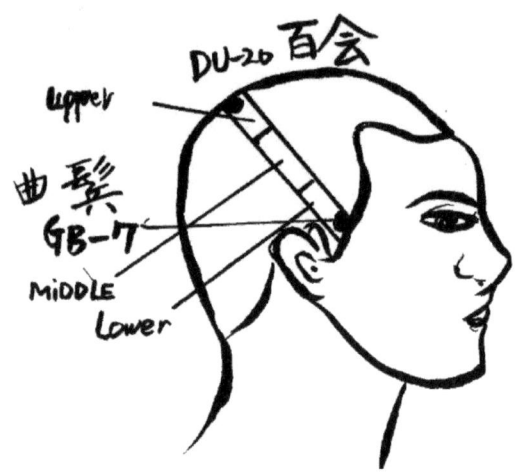

- Placering
  Fra DU-20 (Baihui) skråt til GB-7 (Qubin 曲鬢).

- Indikationer
  Den øverste 1/5:
  Sensorisk forstyrrelse af under ekstremiteter.

  Den midterste 2/5:
  Sensorisk forstyrrelse af overekstremiteter.

  Den nederste 2/5:
  Sensorisk forstyrrelse af hoved og ansigt.

(8) Linie 1 lateral isse (MS-8)

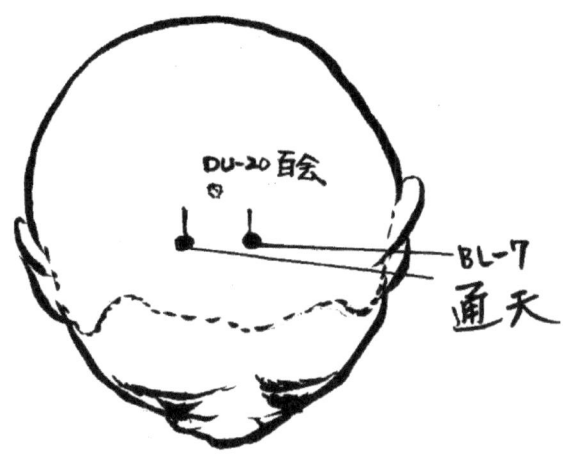

- Placering
  1,5 cun lateral til midterlinje af issen, 1,5 cun fra BL-7 (Tongtian 通天), bagud langs meridianen.

- Indikationer
  Smerter i lænden og benene, lammelse, følelsesløshed.

(9) Linje 2 lateral til isse (MS-9)

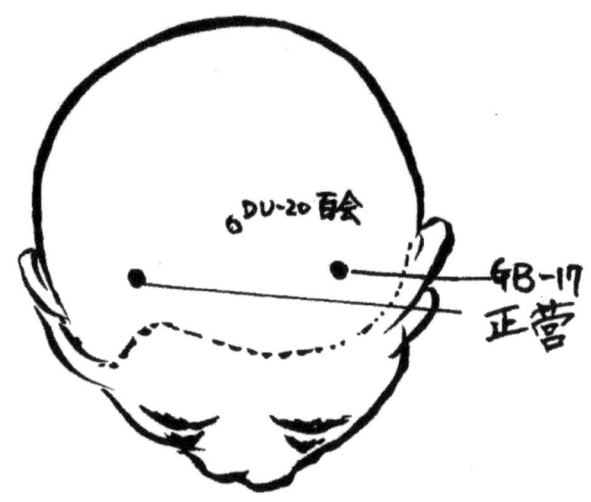

- Placering
  2,25 cun lateral til midterste linje i toppunktet,
  1,5 cun lang fra GB-17 (Zhengying 正营) bagud
  langs meridian.

- Indikationer
  Forstyrrelser i lammelse i skulder, arm og
  hånd, følelsesløshed, smerter.

3. Tindings-region
(10) Forreste tindings-linje (MS-10)

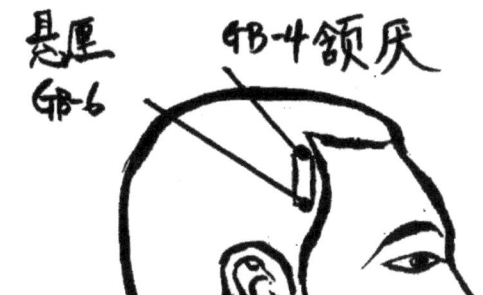

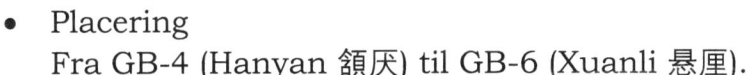

- Placering
  Fra GB-4 (Hanyan 頷厌) til GB-6 (Xuanli 悬厘).

- Indikationer
  Migræne, afæmi, afasi, Bells parese.

(11) Bageste tindings-linje (MS-11)

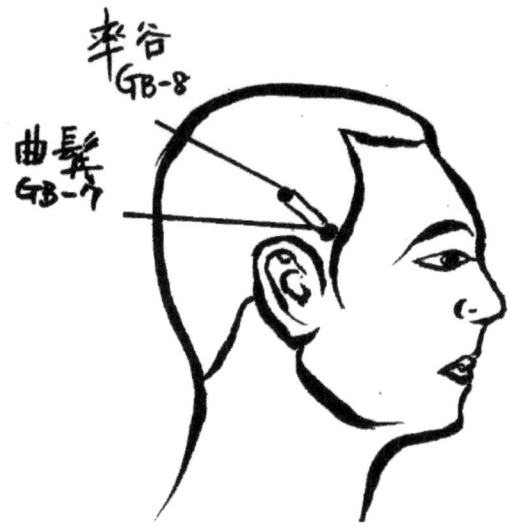

- Placering
  Fra GB-8 (Shuaigu 率谷) til GB-7 (Qubin 曲鬓).

- Indikationer
  Migræne, svimmelhed, tinnitus, døvhed.

4. Baghoved Region

(12) Øvre midterlinie af baghoved (MS-12)

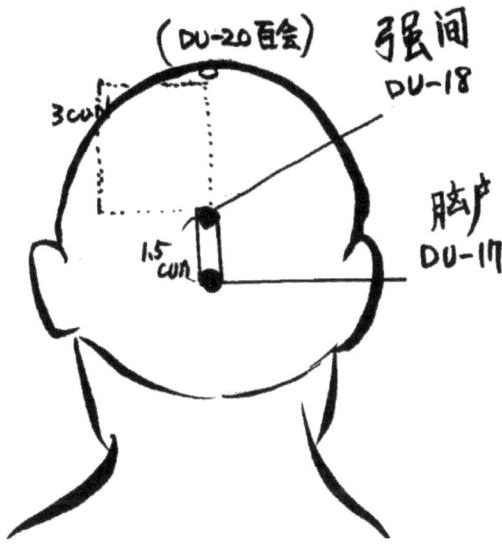

- Placering
  Fra DU-18 (Qiangjian 强间) til DU-17 (Naohu
  脑户). 1.5cun i lang.

- Indikationer
  Forskellige øjensygdomme.

(13) Øvre sidelinie af baghoved (MS-13)

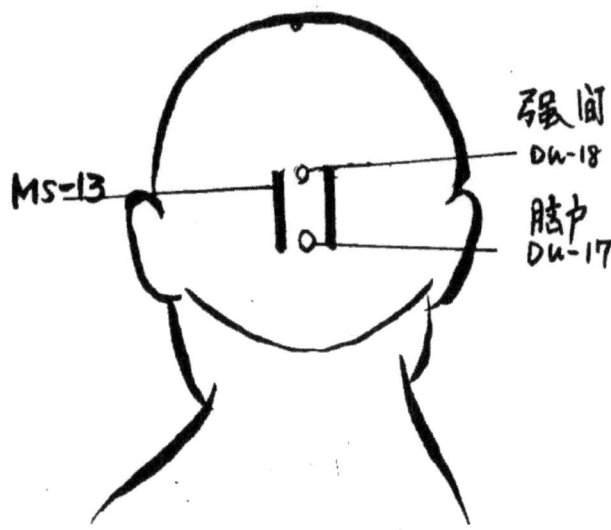

- Placering
  0,5 cun lateralt og parallelt med den øverste midterlinie af baghoved og hørende til blærens meridian.

- Indikationer
  Kortikal synsforstyrrelse, grå stær nærsynethed, lændebensmuskelbelastning.

(14) Nedre sidelinie af baghoved (MS-14)

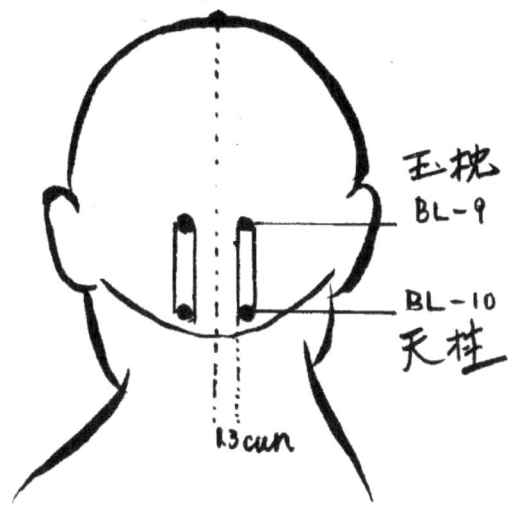

- Placering
  Fra BL-9 (Yuzen 玉枕) til BL-10 (Tianzhu 天柱).

- Indikationer
  Cerebellum lidelser, uligevægt, i hovedpine baghoved.

(15) Nedre kurvezone på baghoved / bunden af kraniet

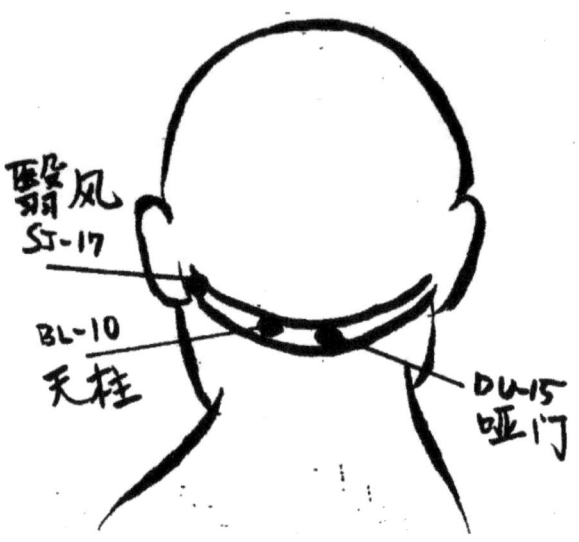

- Placering
  Fra DU-15 (Yamen 哑门), BL-10 (Tianzhu 天柱) til SJ-17 (Yifeng 翳风).

- Indikationer
  Migræne, smerter i hals og skulder, mentale problemer, epilepsi, Alzheimer, tinnitus, døvhed, svimmelhed, hypertension.

Baghoved Region

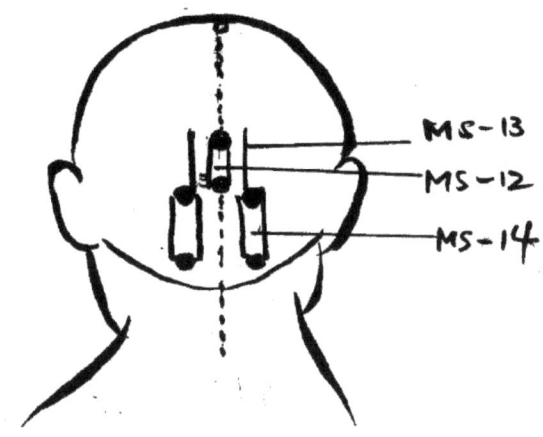

MS-13
MS-12
MS-14

Tinding bageste Region

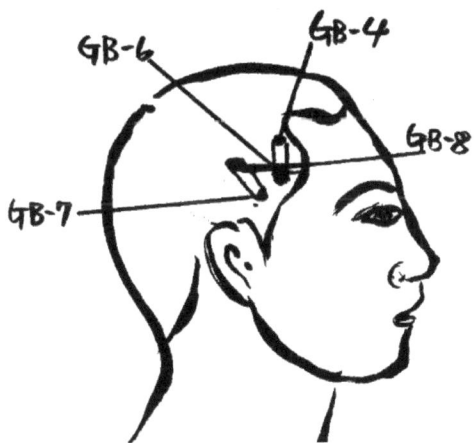

GB-6
GB-4
GB-8
GB-7

Tinding bageste skrå Region

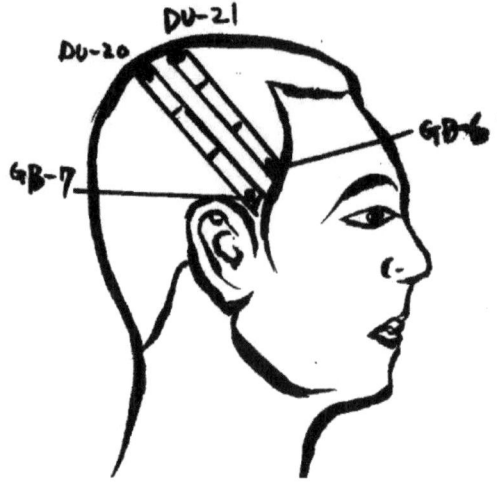

Kapitel 2. Klinisk behandling
I. Cerebrovaskulære lidelser

1-1 Cerebral haemorrhage (Naochuxie 脑出血) på højre side

- Symptomer
  Armbevægelse nedsat.

- Behandling
  1) Motorisk område.

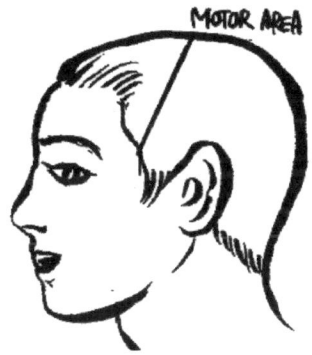

Set fra siden

1-2 Hjerneemboli (Naoshuansai 脑栓塞)
- Symptomer

Cerebrovaskulær sygdom på grund af blokaden af cerebral arterie. Lammelse i ansigtet, monoplegi i de øvre lemmer, hemiplegi, afasi, kramper.

- Behandling
1) Motorområde.
2) Sensorisk område.
3) Motorisk og sensorisk fodområde på den modsatte side af de fysiske tegn.

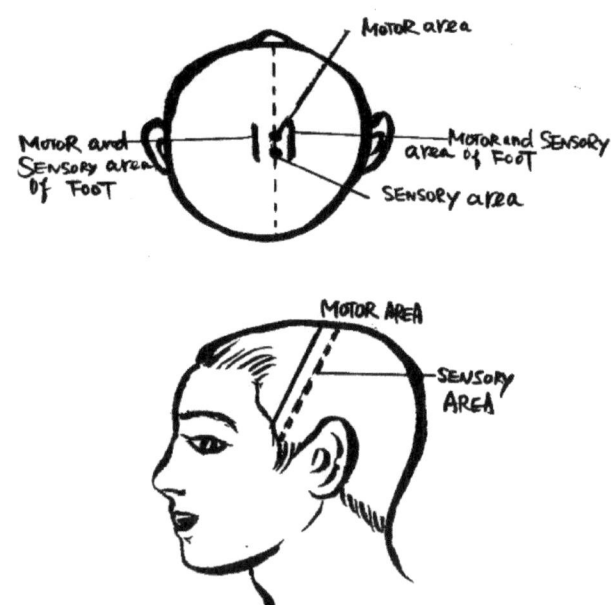

1-3 Hjerneskade (Naosunshang 脑损伤)

- Symptomer
Eksternt traume. Koma, hemiplegi, følelsesløshed og afasi.

- Behandling
1) Motorisk område.
2) Motorisk og sensorisk fodområde på den modsatte side af de fysiske symptomer.

1-4 Cerebral trombose (Naoxueshuan 脑血栓)

- Symptomer
De patologiske læsioner i de cerebrale blodkar, såsom aterosklerose.
Lammelse. Vanskeligheder med at bruge hænder, svimmelhed, hovedpine.

- Behandling
1) Motorisk område.
2) Sensorisk område.
3) Motorisk og sensorisk fodområde på den kontralaterale side.

1-5 Intrakraniel infektion/encefalitis (Luneiganran/naoyan 颅内感染/脑炎)

- Symptomer
  Feber, kramper, koma.

- Behandling
  1) Motorisk område.
  2) Optiske områder på begge sider.

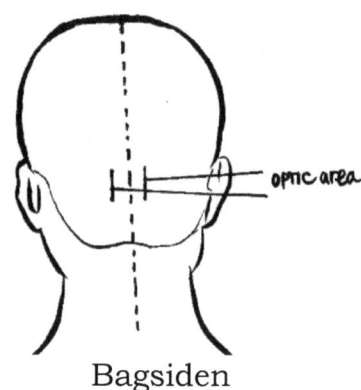

Bagsiden

1-6 Hemiplegi på højre side efter tuberkuløs meningitis (Jiehexingnaomoyanhouyouce 结核性脑膜炎后右侧偏瘫)

- Symptomer

Bevægelse af lemmer og lammelser på højre side. Svært at gå.

- Behandling
1) Motorisk område.
2) motorens og det sensoriske fodområde på venstre side af kroppen.

1-7 Giftig encefalitis (Zhongduxingnaoyan 中毒性脑炎)

- Symptomer
Lammelse af ekstremiteter.

- Behandling
1) Motorisk område.
2) Motorisk og sensorisk fodområde på begge sider.

1-8 Chorea (Wudaobing 舞蹈病)

- Symptomer
Ufrivillig bevægelse af lemmer.

- Behandling

Chorea og tremor-kontrolområde på den modsatte side af symptomerne eller på begge sider.

1-9 Højre Hemichorea
(Youcepiancewudaozheng 右侧偏侧舞蹈症)

- Symptomer
Hemichorea er begrænset til lemmer på den ene side af kroppen. Det kan være skade på basalganglierne, og det kan være chorea reumatisme. Svaghed og ufrivillig bevægelse af lemmerne.

- Behandling
Chorea og rystende kontrolområde på venstre side.

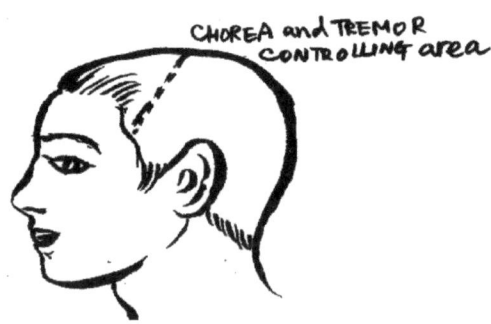

1-10 Højre hemichorea med let hemiplegi i højre ekstremiteter (Youcepiantanbanyouzhiqingdupiantan 右侧偏袒伴右肢轻度偏袒)

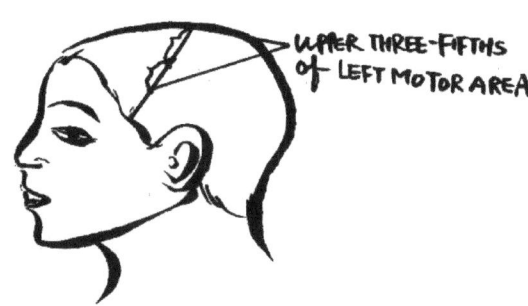

- Behandling
  1) Venstre for chorea og rystelser kontrolområde.
  2) Øvre tre femtedele af venstre motorisk område.
  3) Venstre motorisk og sensorisk fodområde.

1-11 Parkinsons sygdom (Pajinsenbing 帕金森病)

- Symptomer
  Degenerativ sygdom i centralnervesystemet. Tremor, muskelspasmer og nedsat handling.

- Behandling
  Kontrolområde for chorea og rystelser på
  begge sider.

II. Perifere nervesygdomme
2-1 Ansigtslammelse (Bells Parese)
(Miantan 面瘫)

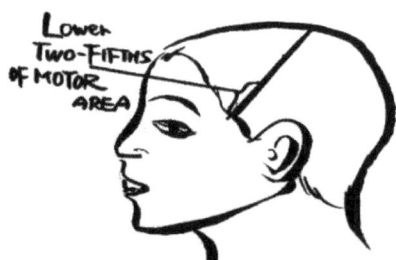

- Symptomer
  Betændelse i ansigtsnerven i stylomastoid
  foramen. Perifer ansigtslammelse forekommer
  på den ene side af ansigtet.

- Behandling
  Neder to femtedele af motorisk område på
  begge sider.

2.2 Trigeminal Neuralgia
(Sanchashenjingtong 三叉神经痛)

Trigeminale nerver er opdelt i tre typer, som er supraorbital, maksillær og mandibular.

- Symptomer
  Det manifesteres ved pludselig begyndelse af ansigtssmerter, forekommer i forbigående paroxysmer, og ligesom at skære, brænde og stikke, som varer i et par sekunder eller få minutter og flere gange om dagen. Det ledsages af lokal krampe, lakrimation og spyt.

- Behandling
  1) Midterste 2/5: DU-20 (Baihui 百会) - GB7 (Qubin 曲鬓) zone.
  2) ST-8 (Touwei 头维)
  3) Øvre øjenbryn og ST-7 (Xiaguan 下关)

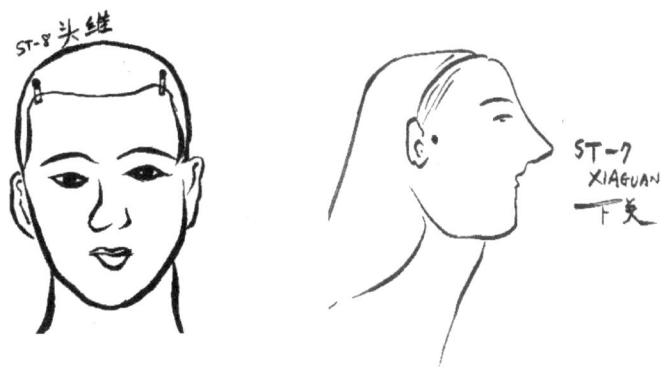

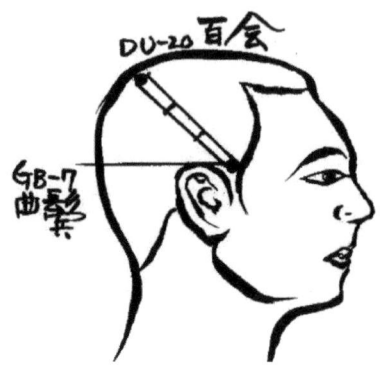

2-3 Herpes Zoster (Daizhuangpaozhen 带状疱疹)

- Symptomer
  Brændende og stikkende smerter over det kutane område over lemmer og krop. Dækker somatomer innerveret af de inficerede nerverødder med overfølsomhed over for smerter over for området.

- Behandling
  1) Sensorisk område.
  2) Motorisk og sensorisk fodområde på begge sider.

2-4 akut infektiøs polyneuritis (Jixingganranxingduofaxingshenjingyan 急性感染性多发性神经炎)

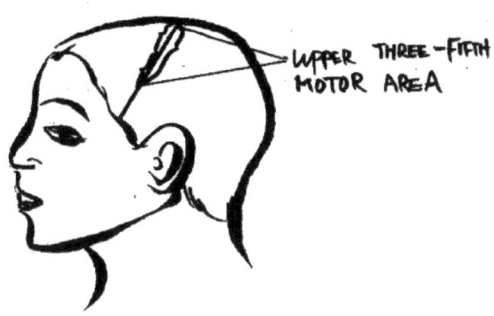

- Symptomer
  Infektion i øvre luftveje eller tarm.
  Kropstemperatur er 38,5 grader.

- Behandling
  1) Øvre tre femtedele af motorisk området.
  2) Motorisk og sensorisk fodområde på begge
  sider.

2-5 Ischias (Zuogushengjingtong 坐骨神经痛)

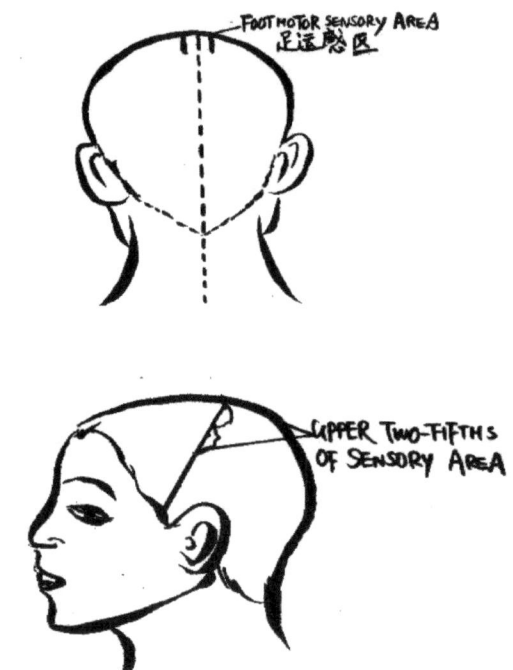

- Symptomer
  Smerten udstråler fra nedre del af den bageste side af låret og siden af benene til den laterale kant af fødderne.

- Behandling
  1) Øvre to femtedele af det sensoriske område.

2) Motorisk og sensorisk fodområde på begge sider.

2-6 Skizofreni (Jingshenfenliezheng 精神分裂症)

- Symptomer
  1. Overstrømmende af Hjerte og Lever Ild
  Stimulering, mani, ikke sove hele natten, glødende øjne, øget styrke, gul og brun urin, gul tunge og hurtig puls.

  2. Slim og Qi Stagnation
  Mental depression, sløve øjne, anoreksi, hvid fedtet tunge, glat puls.

  3. Qi Stagnation og Blodstasis
  Langvarig mani, mental ustabilitet, vildfarelse, søvnløshed, mat teint, tør hud, lilla tunge og dyb puls.

  4. Varme og Milt Asteni
  Depression, hjertebanken, skræmme, inaktivitet, lys tunge og blød og svag puls.

- Behandling

1) DU-20 (Baihui 百会) -DU-21 (Qianding 前顶) zone.

2) BL-3 (Meichong 眉冲)

3) GB-15 (Toulinqi 头临泣)

4) DU-19(Houding 后顶) -DU-18 (qiangjiang 强间) zone

5) DU-15 (Toulinqi 头临泣) -SJ-17 (Yifeng 翳风) -BL-10 (Tianzhu 天柱) zone

6) Upper eyebrow

2-7 Mani (Zaokuang礙狂)

- Behandling

  1) DU-20 (Baihui 百会) -DU-21(Qianding 前顶) zone.

  2) BL-3 (Meichong 眉冲)

  3) GB-15 (Toulinqi 头临泣)

  4) DU-19 (Houding 后顶) -DU-18 (Qiangjiang 强间) zone

  5) DU-15 (Touling 头临泣) -SJ-17 (Yifeng 翳风) -BL-10 (Tianzhu 天柱) zone

  6) Øvre øjenbryn

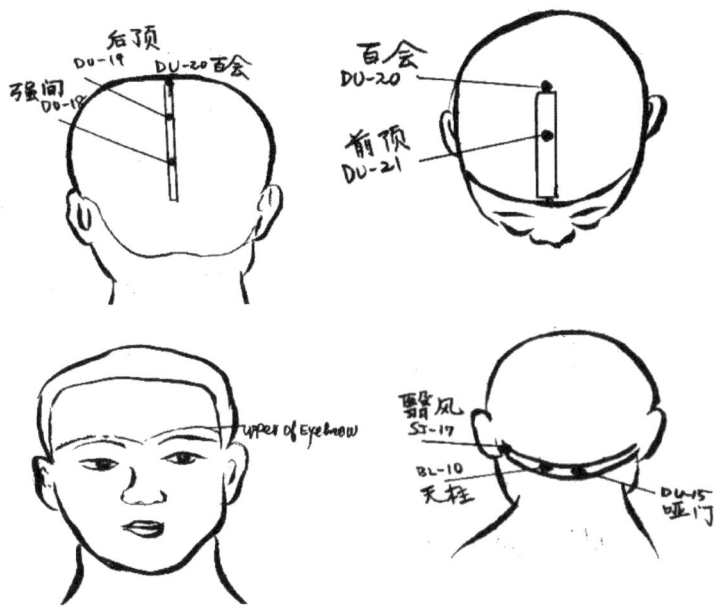

2-8 Demens (Chidai 痴呆)

- Behandling
  1) Over øjenbryn (Between DU-24 (Shenting 神庭) and EX-HN3 (Yintang 印堂)
  2) DU-20 (Baihui 百会) - DU21 (Qianding 前顶) zone
  3) BL-3 (Meichong 眉冲)
  4) DU-19 (Houding 后顶) - DU-18 (Qiangjiang 强间) zone

5) DU-15 (Yamen 哑门)-BL-10 (Tianzhu 天柱)-
SJ-17 (Yifeng 翳风) zone

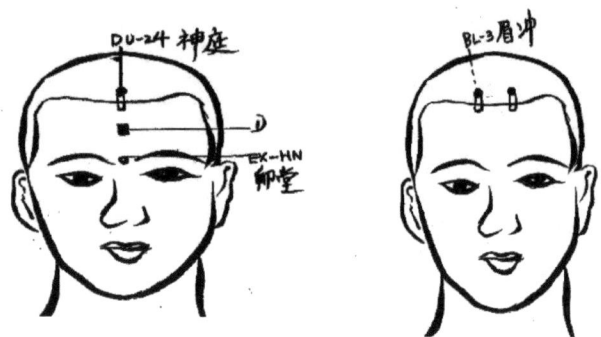

2-9 Hovedpine (Toutong 头痛)

- Behandling
  Hovedpine i isseområdet, øverste to femtedele
  af det sensoriske område på begge sider.

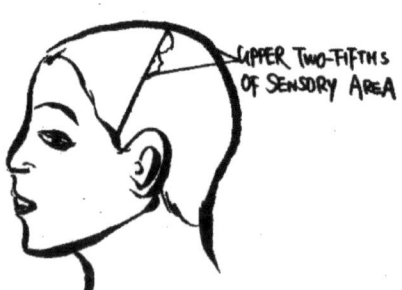

III. Forstyrrelse af vandladning

3-1 Kortikal hyppig vandladning (Picent niaopin Picent 皮层尿频)

- Symptomer
  Fleksibilitet i fod og vandladning.
- Behandling
  Motorisk og sensorisk fodområde på begge sider.

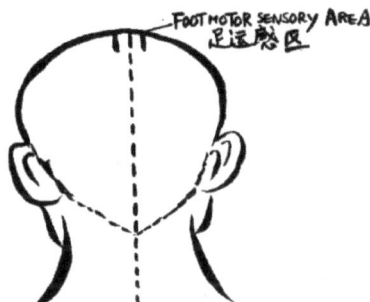

3-2 Vandladning af kortikal inkontinens (Pizhixingniaoshijin 皮质性尿失禁)

- Symptomer
  Forbliv vandladning uden varsel.

- Behandling

Motorisk og sensorisk fodområde på begge sider.

3-3 Mellitus insipidus(Niaobengzheng 尿崩症)

- Symptomer
  Overdreven indtagelse af vand og polyuri.
- Behandling
  1) Motorisk og sensorisk fodområde.
  2) Reproduktivt område på begge sider.

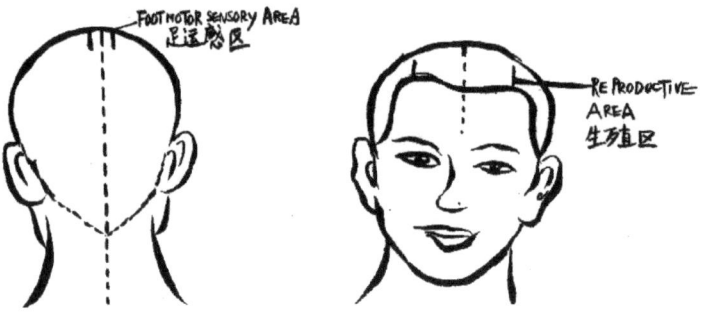

IV. Gynækologi

4-1 Uregelmæssig menstruation (Yuejingbutiao 月经不调)

- Symptomer
  1) Forud for menstruationsstrømmen

2) Forsinket menstruationsstrøm

3) Forstyrrelse af menstruationsstrømmen

- Behandling
  1) DU-20 (Baihui 百会) – DU21 (Qianding 前顶) zone.
  2) ST-8 (Touwei 头维).

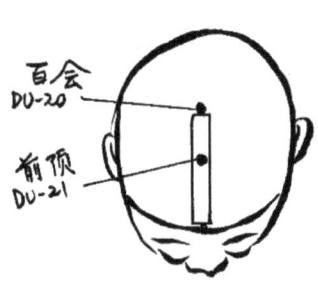 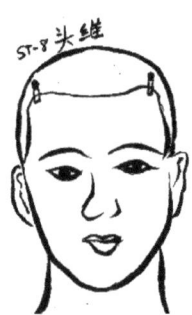

4-2 Dysmenoré (Tongjing 痛经)

- Symptomer
  1) Status for Qi og Blod
  2) Yin Mangel i Lever og Nyre

- Behandling
  1) DU-20 (Baihui 百会) – DU-21 (Qianding 前顶) zone
  2) ST-8 (Towei 头维)

4-3 Amenoré (Bijing 闭经)

- Symptomer
  1) Blodstasis
  2) Blodmangel

- Behandling
  1) DU-20 (Baihui 百会) – DU-21 (Qianding 前顶) zone
  2) ST-8 (Towei 头维)

4-4 Overgangsalder (Juejing 绝经)

Det ses normalt hos en kvinde, der er omkring 55 år gammel, og i perioden før eller menstruation.

- Symptomer
  Manifestationerne er pludseligt ophør eller menstruationsforstyrrelser og rødmen i ansigtet, slaphed, svedtendens, sløvhed, depression, irritabilitet, søvnløshed, hjertebanken.

- Behandling
  1) DU-24 (Shenting 神庭)
  2) BL-3 (Meichong 眉冲)
  3) DU-20 (Baihui 百会) – DU21 (Qianding 前顶) zone

4) DU-15 (Yamen 哑门) -SJ-17 (Yifeng 翳风) - BL-10 (Tianzhu 天柱) zone

V. Hypertension (Gaoxieya 高血压)

- Behandling
Øvre halvdel af vaskulær udvidelse- og indsnævringsområde på begge sider.

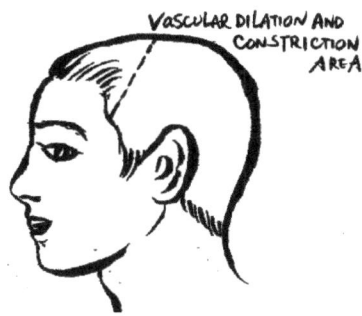

VI. Luftvejssygdomme
6-1 Forkølelse (Ganmao 感冒)

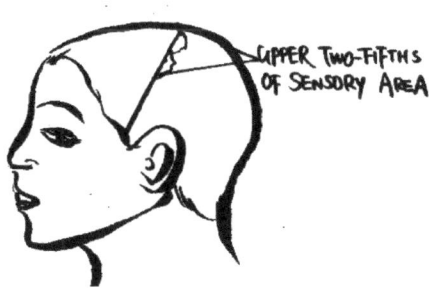

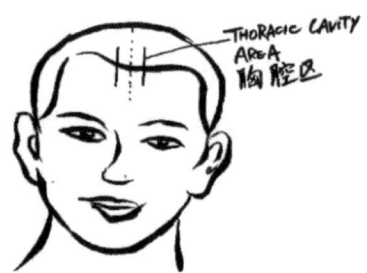

- Behandling
  1) Brysthulrum.
  2) Øvre to femtedele af det sensoriske område på begge sider.
  3) DU-24 (Shenting 神庭)
  4) DU-20(Baihui 百会) – DU-17(Naofu 脑户) zone af over 1/3.
  5) DU-15 (Yamen 哑门) -SJ-17 (Yifeng 翳风) - BL-10 (Tianzhu 天柱) 1/3 af midterste zone.

6-2 Bronkialastma (Zhiqiguanxiaochuan 支气管哮喘)

- Symptomer
  Åndenød, hvæsende vejrtrækning, brystbesvær, hoste med sputum, ødemudskillelse af slimhinde.
- Behandling
  1) Brysthulrum på begge sider (BL-3 Meichong 眉冲).

2) Du-24 (Shenting 神庭)

3) DU-20 (Baihui 百会) - DU21 (Qianding 前顶) zone

4) DU-20 (Baihui 百会) - DU-19 (Houding 后顶) zone

5) DU-19 (Houding 后顶) - DU-18 (Qiangjian 强间) zone

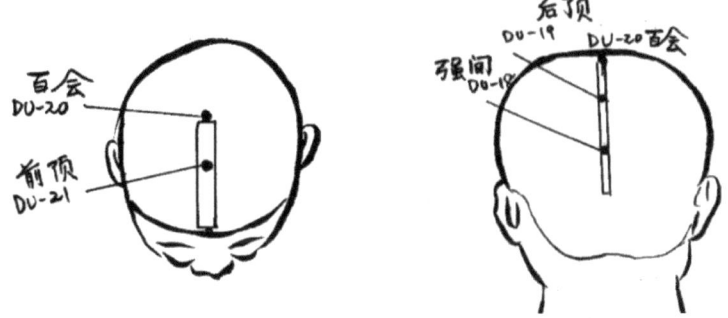

6-3 Bronkitis (Zhiqiguanyan 支气管炎)

- Treatment
  1) Thoracic cavity area on both sides. BL-3 Meichong 眉冲)
  2) DU-24 (Shenting 神庭)
  3) GB-15 (Toulinqi 头临泣)

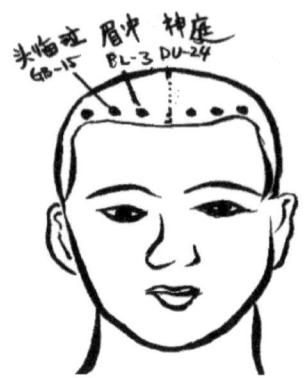

VII. Mandlige seksuelle lidelser
7-1 Emission (Paifang 排放)

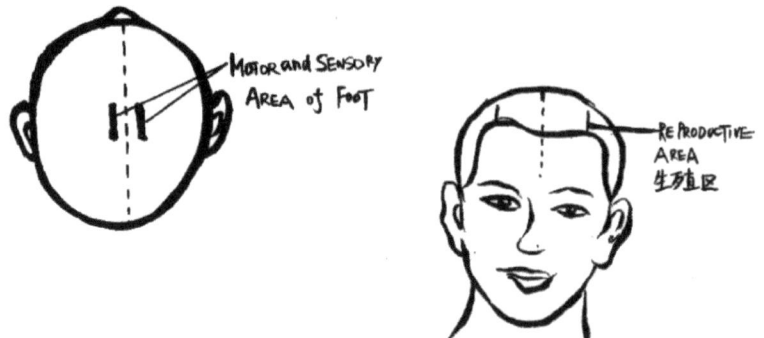

- Behandling
  1) Motorisk og sensorisk fodområde.
  2) Reproduktion område på begge sider.

7-2 Impotens (Yangwei 阳痿)

- Behandling
  1) Motorisk og sensorisk fodområde.
  2) Reproduktivt område på begge sider.

VIII. Diarré

8-1 Mavesmerter og diarré (Futong he fuxie 腹痛和腹泻)

- Behandling
  1) Motorisk og sensorisk fodområde.
  2) Reproduktivt område på begge sider.

8-2 Forstoppelse (Bianmi 便秘)

- Behandling
  1) DU-20 (Baihui 百会) – DU-21 (Tianding 前顶) zone
  2) GB-15 (Toulinqi 头临泣)

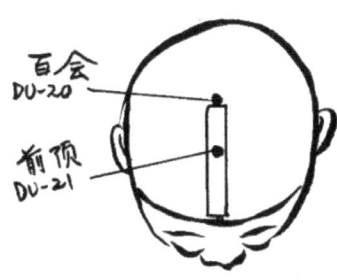 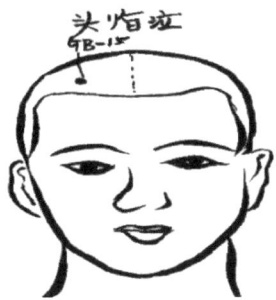

IX. Diabetes Mellitus (Tangniaobing 糖尿病)

9-1 Diabetes Mellitus (Tangniaobing 糖尿病)

- Symptomer
  Polyuri, øget vand- og madindtag, træthed og afmagring.
- Behandling
  1) Motorisk og sensorisk fodområde.
  2) Reproduktivt område på begge sider.

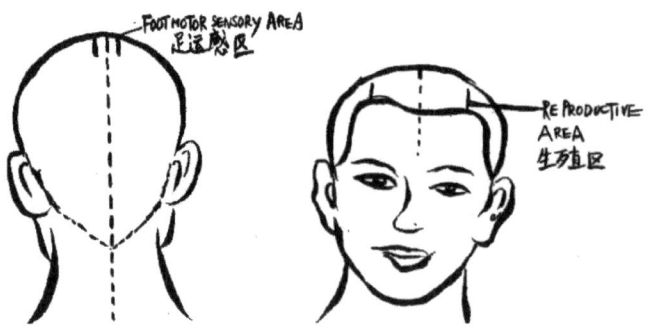

9-2 Fedme (Feipang 肥胖)

- Symptomer
  Patienter har synlige fedtophobninger i nakke, underliv og balde. Midt overvægtige patienter har ikke tegn på symptom, men alvorlige patienter har metaboliske forstyrrelser af

modvilje mod varme, kraftig svedtendens, træthed, svimmelhed, hovedpine, hjertebanken.

- Behandling
  1) DU-20 (Baihui 百会) – DU-21 (Tianding 前顶)
  2) GB-15 (Toulinqi 头临泣)
  3) ST-8 (Touwei 头维)

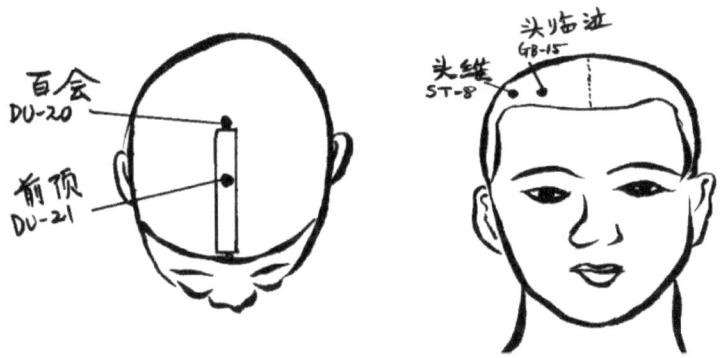

X. Knoglesygdomme
10-1 Cervikal spondylopati (Jingchuibing 颈椎病)

- Symptomer
  Smerter i hoved, nakke, arm, hånd og bryst og vanskeligt at bevæge lemmerne.

- Behandling
  1) Motorisk og sensorisk fodområde.
  2) Øvre to femtedele af det sensoriske område på den modsatte side af symptomerne. Begge sider med symptomer på begge sider.
  3) DU-20(Baihui 百会) – DU-17(Naofu 脑户) zone of 1/3.
  4) DU-15 (Yamen 哑门) -SJ-17 (Yifeng 翳风) - BL-10 (Tianzhu 天柱) 1/3 af den midterste zone.

10-2 Følelsesløshed i begge arme (Mamu 麻木)

- Behandling
  Motorisk og sensorisk fodområde på begge sider.

10-3 Stenose i rygmarvskanalen i lænden (Yaochuiguanxiazhaizheng 腰椎管狭窄症)

- Behandling
  1) Motorisk og sensorisk fodområde.
  2) Øvre to femtedele af det sensoriske område på den modsatte side af symptomerne. På begge sider for symptomer på begge sider.

10-4 Lumbago og smerter i benene (Yaotong 腰痛)

- Behandling
  1) Motorisk og sensorisk fod område.
  2) Øvre to femtedele af det sensoriske område på begge sider.

10-5 Smerter i lænde- og sakralområdet (Yaobu he dibuteng 腰部和骶部疼痛)

- Behandling
  1) Motorisk og sensorisk fod område.
  2) øverste to femtedele af det sensoriske område på begge sider.

XI. Dermatologiske sygdomme
11-1 Kutan kløe (Pifusaoyang 皮肤瘙痒)

- Symptomer
  Kløe i kroppen.

- Behandling
  1) Motorisk og sensorisk fod område.

2) Øvre to femtedele af det sensoriske område på begge sider.

11-2 Kontaktdermatitis (Jiechuxingpiyan 接触性皮炎)

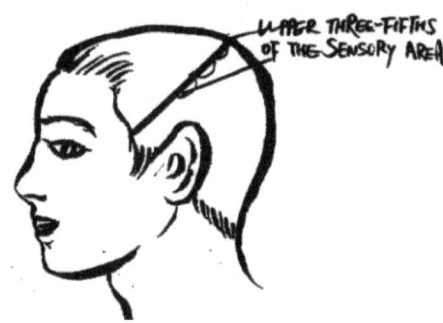

- Symptomer
  Akut betændelse forårsaget af kontakt med nogle irriterende forhold og inkluderer af dyr, planter, kemikalier.

- Behandling
  1) Motorisk og sensorisk fod område.
  2) Øvre tre femtedele af det sensoriske område på den modsatte side af læsionerne. På begge sider, hvis læsionerne er på begge sider af kroppen.

11-3 Neurodermatitis (Shenjingxingpiyan 神经性皮炎)

- Symptomer
  Kronisk dermatitis, der er ved lokal kløe og fortykket hud og polygonale papler.

- Behandling
  1) Motorisk og sensorisk fodområde.
  2) Øvre tre femtedele af det sensoriske område på den modsatte side af læsionerne. Hvis læsionerne er på begge sider, skal du vælge det ovennævnte område på begge sider.

11-4 Kløe og ruhed i huden over begge håndled (Liangshouwanpifufayangcucao 两手腕皮肤发痒粗糙)

- Behandling
  1) Motorisk og sensorisk fodområde.
  2) Øvre to femtedele af det sensoriske område på begge sider.

11-5 Alopecia areata (Bantu 斑秃)

- Symptomer
  Pludselig lokalt hårtab.
- Behandling
  1) Motorisk og sensorisk fodområde.
  2) Øvre tre femtedele af det sensoriske område
  på begge sider.

11-6 Madarose (Jiemaotuoluo 睫毛脱落)

- Symptomer
  Øjenbryn og øjenvipper var mistet.

- Behandling
  1) Motorisk og sensorisk fodområde.
  2) Sensorisk område på begge sider.

11-7 Urticaria (Xunmazhen 荨麻疹)

Det er pludselig begyndende med kløende flad-
toppede vabler af forskellig størrelse på huden. I
TCM kalder det Vind vabel.

- Manifestation
  1. Vind Varme
  Manifestationerne er røde udslæt, svær kløe,
  hurtig puls.

2. Vind Fugt
Manifestationerne er lyserøde eller hvide udslæt overfladisk og hurtig puls.
3. Akkumulering af Varme i Maven og Tarmen
Manifestationerne er røde udslæt, mavesmerter, forstoppelse, diarré, tynd gul tungeovertræk og hurtig puls.

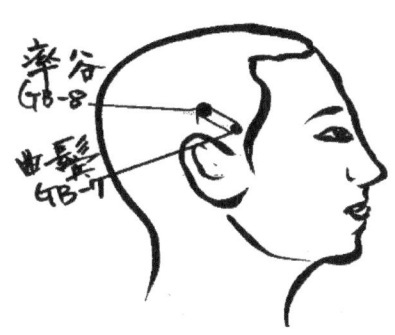

- Behandling
  1) DU-20 (Baihui 百会) - DU21 (Qianding 前顶) zone.
  2) BL-3 (Meichong 眉冲).
  3) GB-8 (Shuaigu 率谷) – GB-7 (Qubin 曲鬓) over 1/5 og midten af 2/5 zone.

11-8 Bumser 痤疮 Cuochuang

- Symptomer

Bumser er de fleste tilfælde i ansigtet, som kan frigive hvide legemer efter klemning. Dette følger af dannelsen af små pustler med let varierende feber, kløe og smertefølelse.

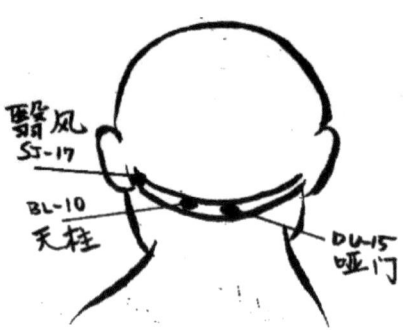

- Behandling
  1) DU-24 (Shenting 神庭)
  2) GB-15 (Toulinqi 头临泣)
  3) ST-8 (Touwei 头维)
  4) DU-15 (Yamen 哑门) -BL-10 (Tianzhu 天柱) - SJ-17 (Yifeng 翳风) 1/3 zone

I. Sygdomme i ører

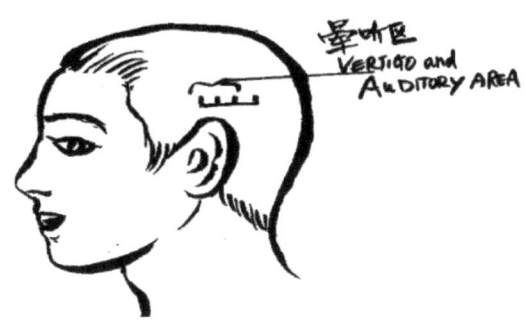

12-1 Vertigo (Xuanyun 眩晕)

- Symptomer

1. Hyperaktivitet af Lever Yang
Manifestationerne er tinnitus, kvalme, rygsmerter forstyrret søvn, rødmen i ansigt, overbelastede øjne, rød tunge med tynd gul belægning, wiry hurtig puls.

2. Qi og Blod Mangel
Manifestationerne er hjertebanken, søvnløshed, bleg teint, dårlig appetit, bleg tunge, svag puls.

3. Slim-Fugtig forhindring i det Indre

Manifestationerne er slaphed, fylde i brystkasse og epigastrium, tung i hovedet, opkastning, hvid og klæbrig tunge, rullende puls.

- Behandling
Svimmelhed og høreområde på begge sider.

12-2 Svimmelhed (Touyun 头晕)

- Symptomer
følelse af besvimelse, woozy, svag eller ustabil.

- Behandling
Svimmelhed og høreområde på begge sider.

12-3 Døvhed (Erlong 耳聋)

Døvhed refererer til høretab og lav grad af hørelse.

- Symptomer
1. Overskydende Lever og Galdeblære.
Pludselig døvhed.
Manifestationerne er irritabilitet, tung fornemmelse af hovedet, bitter smag i munden, rød tunge med gul belægning hurtig wiry puls.

2. Mangel på Nyre Essens.
Det intensiveres gradvist døvhed.
Manifestationerne er svimmelhed, slaphed, lændesmerter, søvnløshed, rød tunge med lidt belægning og svag trådet puls.

- Behandling
Svimmelhed og høreområde på begge sider.

12-4 Tinnitus (Erming 耳鸣)

Tinnitus er kendetegnet ved kontinuerlig ringning for øret.
- Symptomer
1. Overskydende Lever og Galdeblære.
Det ringer kontinuerligt i øret, og der er ingen lindring.
2. Mangel på Nyre Essens.
Det er intermitterende ringning, og det forværres efter stress og belastning, men det lindres af tryk.
- Behandling
Svimmelhed og høreområde på begge sider.

12-5 Rhinitis (Biyan 鼻炎)

Dette er ved obstruktion og sekretion i næsen.

- Symptomer
Dette er induceret af den eksogene Vind-Kulde eller Vind-Varme, forkert diæt, og manifestationerne er næsesekretion af tyk og gul slimhinde.

- Behandling
1) DU-24 (Shenting 神庭)
2) BL-3 (Meichong 眉冲)
3) Over øjenbryn （Mellem DU-24 (Shenting 神庭） og EX-HN3 (Yintang 印堂)

12-6 Halsbetændelse (Biantaotiyan 扁桃体炎)

Det er forårsaget af betændelse ved invasionen af streptococcus og staphylococcus.

- Symptomer
Symptomet er præget af hævelse, smerte, feber, hovedpine.
1. Vind-Varme
2. Mangel på Nyre Yin

- Behandling
1) DU-24 (Shenting 神庭)
2) BL-3 (Meichong 眉冲)

12-7 Nærsynethed (Jinshi 近视)

Det er kendetegnet ved, at øjnene kan se genstande
i nærheden, men ikke fjerne.

- Manifestation
  Det er klart for nærliggende objekter, men
  sløret syn for fjerntliggende, hvilket kan være
  ledsaget af tinnitus, søvnløshed, svimmelhed,
  bleg tunge og svag trådet puls.

- Behandling
  1) DU-24 (Shenting 神庭)
  2) DU-24 (Shenting 神庭) – (DU-2 前顶) 1/3
  zone
  3) DU-20 (Baihui 百会) – DU-17(Naohu 脑户)
  over af 1/3 og ned af 1/3 zone
  4) DU-15 (Yamen 哑门) - BL-10 (Tianzhu 天柱)
  -SJ-17 (Yifeng 翳风) zone

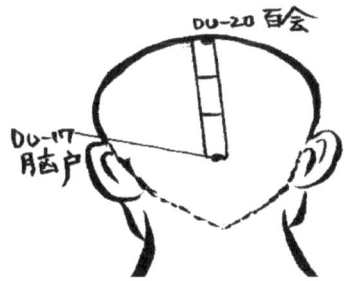

12-8 Grå Stær (Baineizhang 白内障)

Dette er delt i Medfødt og Erhvervet.

- Symptomer
(1) Medfødt
(2) Erhvervet
  Dette påvirker hovedsageligt personer over 50 år og er karakteriseret ved kronisk lidelse i begge øjne. Det forårsager mangel i Lever, Nyre, Milt, Mave, Yin mangel og er svigt i essensen og blodet for at forhindre underernæring i øjnene.
- Behandling
  1) DU-20 (Baihui 百会) – DU-17 (Naohu 脑户) ned af 1/3
  2) DU-24 (Shenting 神庭)

12-9 Konjunktivitis 结膜炎 Jiemoyan

Overbelastning, hævelse og smerter i øjet ved akut.

- Symptomer
  Invasion for eksogen vindvarme.
  Manifestationerne er hævelse og smerte , brændende fornemmelse i øjenlågene, og dette er forårsaget af overdreven ild i leveren og galdeblæren, bitter smag i munden,

svimmelhed, rød tunge med gul belægning og hurtig blød puls.

- Behandling
  1) DU-20 (Baihui 百会) – DU-17 (Naohu 脑户) over af 1/3 og ned af 1/3.
  2) DU-24 (Shenting 神庭).

References 参考文献

1. Jie Yan, Skills with Illustrations of Chinese Acupuncture and Moxibution, 1991.

2. Chaoyang Wang, Touzhen Yundong Liaofa, 2006.

3. Jiao Shunfa, Scalp Acupuncture and Clinical Cases, 1990.

4. Wang Lingli, Chinese Acupuncture and Moxibution, 2002.

5. Medical Dictionary, Brodmann